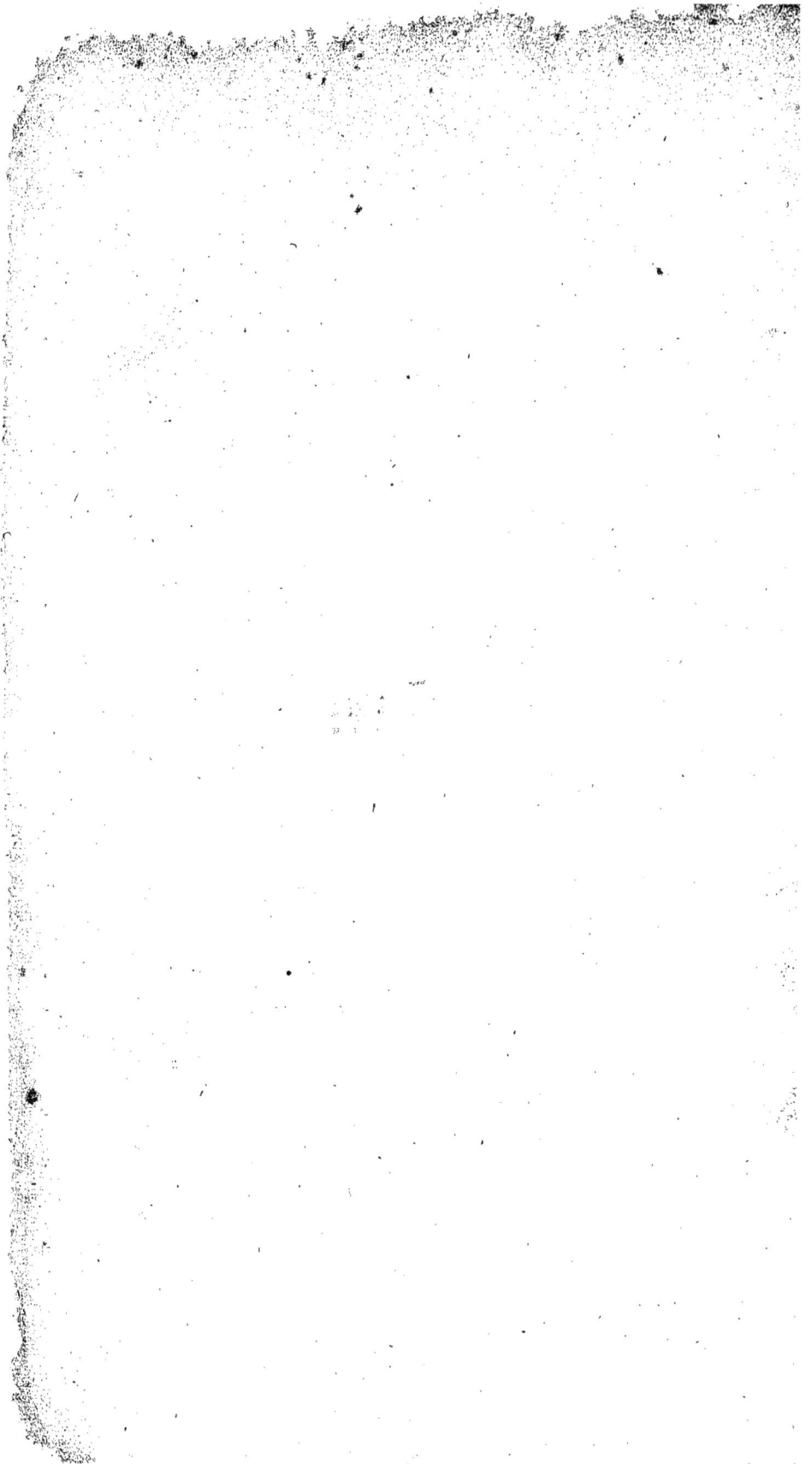

MÉMOIRE

SUR

LE VOMISSEMENT,

LU A LA SOCIÉTÉ DE LA FACULTÉ DE MÉDECINE
DE PARIS,
LE 25 NOVEMBRE 1818,

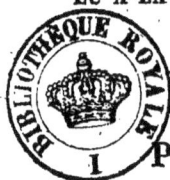

Par Isid. BOURDON,

ÉTUDIANT EN MÉDECINE, ÉLÈVE INTERNE DES HÔPITAUX DE PARIS.

SUIVI

D'un Rapport fait à la même Société,

PAR MM. MÉRAT ET BÉCLARD.

> La physiologie s'acquiert par l'observation des phénomènes
> de la vie ; par la comparaison de l'action des organes en santé
> et en maladie ; par des expériences faites et suivies avec soin
> sur des animaux vivans ; par le rapprochement, la combinai-
> son des observations, des expériences avec le raisonnement.
> CHAUSSIER. *Table Synoptique de Zoonomie.*

A PARIS,

CHEZ MÉQUIGNON-MARVIS, LIBRAIRE,
POUR LA PARTIE DE MÉDECINE,
Rue de l'Ecole de Médecine, n° 3, près celle de la Harpe.

1819.

Je dédie ce Mémoire,

Mon premier Essai,

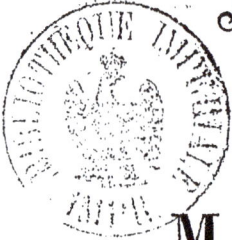

A

M. BEAUVAL,

MON ONCLE,

Dont l'exemple m'a fait connaître et chérir les Vertus, avant que ses sages Conseils m'aient enseigné à les pratiquer ;

Au Parent respectable que son attachement pour moi me fait appeler mon meilleur Ami ; que le souvenir de ses Bienfaits me fait révérer comme un Père.

ISIDORE BOURDON.

MÉMOIRE

SUR

LE VOMISSEMENT.

Il n'est aucun sujet d'histoire naturelle, ni de physique animale, qui ait donné naissance à un plus grand nombre d'opinions opposées que le vomissement. Pendant long-tems on crut que l'estomac en était l'agent principal ; Bayle et Chirac regardèrent ensuite cet organe comme un agent passif du vomissement. A une époque plus rapprochée, les expériences de Haller firent attribuer le même phénomène à l'action presque exclusive de l'estomac. Après ce physiologiste, des savans qui n'apportaient, pour éclaircir les doutes, que d'anciens faits et de nouvelles suppositions, essayèrent de concilier entre elles ces opinions contraires. M. Magendie, dans un MÉMOIRE qu'il publia en 1813, fit connaître de nouvelles expériences qui lui étaient propres, et desquelles il sembla résulter, *que l'estomac est passif dans le vomissement,* dont le *diaphragme* serait l'*agent principal.*

Ce *Mémoire* reçut un favorable accueil à l'Académie des sciences, et fut honorablement mentionné dans le rapport qu'en firent MM. les commissaires. Cependant la plupart des physiologistes et des médecins persistèrent à regarder l'estomac comme actif dans la production du vomissement, sans apporter aucune preuve certaine à l'appui de cette opinion.

Ayant eu à observer de nouveaux faits relatifs à ce phénomène, j'ai vu qu'ils différaient très-sensiblement de ceux qu'a rapportés M. Magendie ; que même ils semblaient leur être contradictoires, puisqu'au lieu d'établir l'état passif de l'estomac, ils paraissaient prouver, au contraire, la part active que prend cet organe à la production du vomissement. D'après cela, je me suis vu naturellement porté à examiner avec attention l'expérience de M. Magendie, à réfléchir sur les résultats consignés dans le Mémoire de ce physiologiste ; et *j'y ai trouvé*, sans effort et à mon étonnement, *la preuve de l'activité de l'estomac dans le vomissement naturel* : c'est-à-dire des faits qui, bien appréciés, m'ont paru opposés à ceux que chacun croit y trouver.

C'est de ces résultats qu'il s'agit dans le Mémoire que je publie aujourd'hui ; je les soumets au jugement de ceux qui recherchent la vérité, qui l'aiment pour elle-même, et qui ne se laissent éblouir ni par les systèmes ingénieux que trop souvent on lui substitue, ni par l'éclat des noms célèbres des savans qui les ont produits.

Je commence par exposer les faits, je finirai par les conséquences.

Observation d'un squirrhe qui affectait tout le corps de l'estomac, excepté le cardia.

MARIE C***, âgée de cinquante-six ans, née à Clermont, demeurait depuis long-tems à Paris, où elle était couturière, lorsque, le 7 mars 1818, elle entra à l'hôpital de la Charité.

Cette femme se plaignait de ressentir beaucoup d'incommodités depuis quelques mois, sans préciser plus exactement le tems où sa santé s'était altérée. Sa maladie était sur-tout remarquable par un état de langueur et d'amaigrissement tel, que sur ce caractère, et d'après le teint de la face, M. le docteur Lerminier soupçonna l'existence d'un cancer, sans désigner le siége de cette maladie présumée.

L'absence de vomissemens et de tumeur à l'épigastre fit rejeter l'idée de cancer ou de squirrhe à l'estomac. Le toucher fit reconnaître l'état sain du col de l'uterus, qui n'était ni dur, ni inégal, ni le siége de douleurs vives et lancinantes ; les autres organes paraissaient également sains.

L'appétit était variable ; les digestions se faisaient lentement ; la diarrhée alternait avec la constipation ; le ventre n'était point douloureux et n'offrait aucune tumeur appréciable. Il n'y avait point de vomissemens, et pourtant la malade éprouvait des nausées, sur-tout après les repas. Quelquefois elle ressentait toute l'anxiété qui précède et accompagne le vomissement : la déglutition s'exécutait et les mâchoires agissaient, comme chez une personne qui va vomir ; plusieurs fois même des efforts de vomissemens s'opérèrent ; la respiration alors était suspendue , les muscles abdominaux étaient durs et contractés , et cependant le vomissement n'eut pas lieu. Ces efforts inutiles causaient à la malade des impatiences difficiles à exprimer. La toux succédait assez souvent aux envies de vomir et aux efforts dont je viens de parler. Après cette toux , les nausées étaient moins fortes.

Au reste , l'état des autres fonctions était assez satisfaisant : le pouls était lent et de force ordinaire ; la respiration naturelle ; la poitrine était sans douleur et sonore à la percussion.

Vers le milieu de mars , la malade éprouvait souvent , sur-tout le matin , une toux assez fréquente , qui donnait lieu à l'expectoration de crachats jaunâtres , séparés , floconneux. Ce dernier symptôme , réuni à l'amaigrissement très-prononcé , et à la diarrhée , augmentée depuis l'entrée de la malade à la Charité , fit oublier la teinte particulière de la face ; et l'on admit l'existence de la phthisie pulmonaire chez cette femme, que la couleur de la peau avait d'abord fait croire affectée de cancer : dès-lors on la traita comme *phthisique.*

Dans les derniers jours de mars et les premiers d'avril , la toux et l'expectoration augmentèrent ; la maigreur était extrême ; la teinte jaune-paille de la peau se prononça de plus en plus.

Dans la dernière quinzaine d'avril , le dévoiement n'alternait plus avec la constipation, comme auparavant ; il y avait, par jour, cinq ou six selles liquides et très-fétides. La respiration devint difficile ; la toux augmenta ; la poitrine cessa d'être sonore à la percussion ; en même tems, les jambes s'infiltrèrent. Enfin, réduite au marasme, la malade succomba le 2 mai 1818. Il est à remarquer, sur-tout, que cette malade avait eu de l'appétit jusqu'au dernier jour, et qu'elle n'avait pas éprouvé un seul vomissement depuis son entrée à l'hôpital de la Charité jusqu'à sa mort.

Autopsie du cadavre (le 4 mai) :

Etat extérieur..... Rien de remarquable.

Crâne.... Aucune lésion du cerveau ; pas d'épanchement.

Poitrine. Les deux cavités pectorales contenaient un fluide purulent et fétide ; la *droite* en contenait environ huit onces, et la *gauche* une quantité moins considérable. Les *deux plèvres* étaient recouvertes de couches albumineuses, épaisses ; le *poumon gauche* était sain ; le *droit* présentait, vers son sommet, deux très-petites cavités remplies de pus (1) ; le *cœur* était sain.

Abdomen.... Pas d'épanchement dans le *péritoine*. Le *foie* était volumineux, mais sans altéra-

(1) Ces cavités, qui résultaient de la fonte de deux tubercules, prouvent que, chez cette malade, la phthisie pulmonaire se trouvait réunie à l'affection squirrheuse de l'estomac, et que, par conséquent, il n'y avait pas eu erreur dans le diagnostic de M. le D. Lerminier.

tion ; la *rate* et le *pancréas* étaient sains , aussi
bien que les *intestins*.

. L'*estomac* était un peu plus étroit qu'il ne l'est
ordinairement ; ses parois , avant leur section ,
paraissaient plus résistantes et plus épaisses qu'à
l'ordinaire. On pouvait cependant, en comprimant l'estomac d'avant en arrière, adosser ses parois l'une à l'autre ; forcer une partie du fluide
contenu dans ce viscère à sortir par l'orifice *cardia*, et à remplir ainsi l'extrémité inférieure de
l'œsophage. A l'ouverture de l'estomac, il sortit
de sa cavité environ huit onces d'un liquide bru-
nâtre, d'odeur aigre.

Le tissu de ce viscère était d'un blanc uniforme;
la section en était brillante, demi-transparente ;
la substance lardacée criait sous le scalpel qui la
divisait. Il était impossible d'y reconnaître les
diverses tuniques, ni l'endroit où elles s'unissent,
ni le tissu cellulaire qui sert à cette union. On
ne pouvait plus distinguer que la face interne de
la membrane *muqueuse*, et la surface lisse de la
séreuse. Ces parties étaient les seules qui fussent
restées saines et reconnaissables. La tunique *musculeuse* était complètement *squirrheuse* ; elle
avait perdu ses caractères propres et était de-
venue très-dure, blanche, brillante. On ne la re-
connaissait qu'à sa situation entre la membrane
muqueuse et la *séreuse*.

L'épaisseur des parois de l'estomac était de trois
à quatre lignes partout ; plus considérable qu'ail-

leurs vers les deux courbures et le pylore, qui, cependant, n'était pas complètement obstrué, mais seulement rétréci. L'estomac était squirrheux dans presque toute son étendue : il ne restait de parties saines que l'orifice œsophagien, dans toute sa circonférence, et dans l'étendue d'un pouce entre cet orifice et le corps de l'estomac (1).

REMARQUES.

§ 1er. Il résulte de l'observation précédente, 1° que le vomissement n'a pas lieu dans tous les cas de cancers de l'estomac, lors même qu'il existerait des nausées ; 2° que, dans ces circonstances, il est facile de méconnaître la maladie, puisqu'un de ses principaux signes, le vomissement, ne s'y montre pas ; 3° que la toux survient quelquefois après des efforts de vomissement avortés, cas où le cancer de l'estomac peut être confondu avec une affection de la poitrine.

Il existe, je crois, peu d'observations semblables à celle-ci. On a parlé, il est vrai, dans des traités particuliers (2) et dans quelques dissertations de l'Ecole, d'une variété du squirrhe de l'estomac où le vomissement n'existe pas : on en a même rapporté des exemples ; mais, dans les cas cités, le squirrhe occupait seulement le corps de l'esto-

(1) Pour plus d'exactitude, j'ai comparé cette dernière partie de mon observation avec celle de M. Fuzelier, jeune médecin dont le savoir est bien connu.

(2) J'ai parcouru inutilement *la Monographie* de M. Chardel : je n'y ai pu trouver d'observations analogues à celle que je viens de rapporter.

mac., le pylore restait complètement sain. On pré-
voit que cette circonstance doit influer beaucoup
sur les symptômes qui annoncent cette maladie.

§ 11. Il est., dans l'observation que je rapporte,
deux choses sur-tout qui méritent de fixer l'attention : la première, c'est l'existence de *la toux*,
terminant des efforts de vomissemens imparfaits ;
la deuxième, c'est *l'absence de vomissemens*,
quoiqu'il existât des *nausées* et même des *efforts*
pour vomir. Essayons, s'il se peut, de remonter
aux causes de ces phénomènes singuliers, ou du
moins de découvrir leur connexion entre eux et
avec les lésions de l'estomac.

Nous avons vu, dans l'observation précédente,
que la *toux* survenait souvent dans les momens
d'anxiété et de fortes nausées ; et qu'elle semblait, en quelque sorte, remplacer le vomissement. On peut, en remontant aux causes de la
toux, trouver l'explication de ce phénomène : en
effet, puisque cette dernière est un phénomène
d'expiration, produit par la contraction des muscles abdominaux, il n'est pas étonnant de la voir
survenir après des efforts de vomissemens répétés,
et dont ces muscles sont les principaux agens. Il
n'est pas plus extraordinaire de voir la toux succéder à des efforts de vomissemens avortés et répétés (1), que de voir naître des vomissemens à la

(1) Ce n'est pas seulement dans le cas de squirrhe de l'estomac,
qu'on voit la toux succéder à des efforts de vomissemens ; on voit
souvent, chez ceux qui prennent des vomitifs, la toux terminer

suite de quintes de toux très-prolongées, comme
on l'observe dans plusieurs maladies, dans la *co-
queluche*, par exemple, et dans le deuxième degré
de la *phthisie pulmonaire* ; la même cause pro-
duisant ces différens effets, il n'est pas étonnant
que l'un d'eux ait lieu, lorsque l'autre ne saurait
être produit. C'est comme l'*excrétion des urines*,
qui s'opère pendant les efforts de l'*accouchement;*
les *hernies*, qui se forment pendant les *vomissemens*, etc. Tous ces effets diffèrent beaucoup, et
pourtant la puissance qui les produit est toujours
la même.

§ III. Autre remarque : après ces efforts de vomissemens, dégénérés en efforts de toux, les envies de vomir devenaient moins fortes et cessaient
bientôt; en voici, je crois, la cause : les efforts
de toux, et ceux de vomissemens qui avaient pré-
cédé ceux-là, transmettaient nécessairement à
l'estomac de légères secousses ; celles-ci, trop faibles pour donner lieu au vomissement lui-même,
devaient au moins accélérer le passage, par le pylore, des substances contenues dans l'estomac : or,
faire passer dans le duodénum les substances renfermées dans l'estomac, c'est, dans le cas dont
il s'agit, combattre la cause des nausées, et con-
séquemment diminuer celles-ci : nous en verrons
bientôt la raison.

Les *explications* précédentes ont, à la vérité,

les efforts pour vomir; si ces efforts sont trop faibles, ou que par
une cause quelconque l'évacuation ne puisse pas s'opérer.

la vraisemblance en leur faveur ; mais comme elles ne sont appuyées sur aucune observation ni expérience, ce ne sont pas des *démonstrations*. C'est de ces dernières, cependant, que la physiologie a le plus grand besoin aujourd'hui pour atteindre, en exactitude, le niveau des autres sciences physiques. Je passe, à présent, au second objet important de l'observation citée : je veux parler du *défaut de vomissemens*.

§ iv. A quoi pouvait tenir le défaut de vomissemens dans l'observation que j'ai rapportée ?

Il faut, pour résoudre cette question, rechercher exactement quelles sont les causes du vomissement ; il est même nécessaire, auparavant, d'étudier celles des *nausées*, dans les affections squirrheuses de l'estomac.

On sait que des causes très - diverses peuvent déterminer des nausées chez l'homme sain ou malade : beaucoup de maladies ; certaines subtances dégoûtantes, ou possédant une vertu vomitive ; la titillation de la luette ; l'obstruction du tube intestinal : ce sont là les principales ; mais on ignore complètement par quelle action ces diverses causes donnent lieu à ce sentiment pénible.

§ v. Dans le squirrhe de l'estomac, les causes ordinaires dont je viens de parler peuvent déterminer des nausées, comme si cette maladie n'existait pas ; mais, outre cela, il y a dans cette circonstance des nausées produites par le squirrhe lui-même, qu'elles concourent à faire reconnaître. Les envies de vomir, dans ce dernier cas, dépendent de l'obstacle apporté, par le squirrhe, à la progression des matières renfermées dans l'estomac : ce qui semble le prouver, c'est que les squirrhes des diverses régions de ce viscère ne leur donnent pas également lieu. Voici les différences principales que l'on observe à ce sujet :

1º. Lorsque le squirrhe occupe le *pylore*, il y a des nausées d'autant plus fortes et plus fréquentes, que le rétrécissement de cet orifice est plus considérable ; de sorte qu'on juge de celui-ci par celles-là. Il en résulte que le squirrhe du pylore, en rétrécissant cet orifice, remplit réellement un rôle semblable à celui des vomitifs dans les circonstances ordinaires.

2º. Lorsqu'au contraire le squirrhe occupe le *corps de l'estomac*, il ne peut mettre obstacle au passage des alimens par le pylore, ni par conséquent déterminer de fréquentes nausées, si cet orifice reste parfaitement sain et libre ; aussi cette variété du squirrhe de l'estomac reste-t-elle inconnue souvent jusqu'à la fin (1).

3º. Mais s'il existe à-la-fois un squirrhe du *corps de l'estomac* et du *pylore*, alors il survient des nausées, comme si ce dernier se trouvait isolément affecté.

(1) Il peut cependant encore se développer des nausées dans cette variété du squirrhe, si les causes qui les produisent ordinairement viennent à agir : mais alors elles ne persistent pas comme celles que détermine le rétrécissement du pylore.

§ VI. Je passe à présent aux causes du vomissement, pour apprécier mieux à quoi pouvait tenir
l'absence de ce phénomène dans le cas de squirrhe
déjà cité. Pour vomir, il est trois conditions in-
dispensables : 1° il faut une cause capable de déterminer des nausées ; 2° il faut que les muscles
abdominaux et même le diaphragme (dit-on), se
contractent pour comprimer les viscères de l'abdomen ; 3° enfin (et l'on a mis en doute l'existence
de cette dernière cause) il faut que l'estomac se
contracte sur les substances que sa cavité renferme.

Il est essentiel de rechercher avec exactitude
laquelle de ces trois conditions avait manqué dans
l'observation dont il s'agit :

1°. Ce n'était certainement pas la cause des
nausées, puisque celles-ci s'étaient fort souvent
manifestées ; d'ailleurs l'ouverture du cadavre a
démontré que le squirrhe s'étendait au pylore ,
qu'il rétrécissait sensiblement.

2°. Ce n'était pas non plus l'action des muscles
abdominaux, ni celle du diaphragme , qui avaient
manqué à la production du vomissement, puisque
l'effort avait plusieurs fois eu lieu , et que les
muscles abdominaux s'étaient contractés comme
dans les circonstances les plus ordinaires où le vomissement est produit.

3°. Puisque les deux premières conditions in-
dispensables au vomissement, les *nausées* et *l'action des muscles abdominaux et du diaphragme ,*

existaient dans le cas observé, on doit en conclure que le défaut de vomissemens n'avait pu dépendre d'elles, et qu'il n'avait dû tenir qu'à l'absence de la troisième condition, c'est-à-dire *l'action de l'estomac.* Cette conséquence est rigoureuse : voyons toutefois si l'état de l'estomac, dans cette circonstance, aurait pu rendre compte du défaut de son action et de l'absence de vomissemens.

On a vu que l'estomac avait été trouvé *squirrheux* et épaissi partout, excepté au *cardia* et autour de cet orifice, dans l'étendue d'un pouce : cette altération profonde de l'estomac avait dû s'opposer à l'action de ce viscère, pour le vomissement; dans une circonstance où les autres puissances se trouvaient favorablement disposées pour produire ce phénomène.

§ VII. Mais comment l'altération de cet organe avait-elle pu s'opposer à la production du vomissement ?

L'affection de la membrane muqueuse de l'estomac n'avait-elle pas empêché les substances renfermées dans ce viscère d'agir sur elle pour déterminer des nausées ?

Ou bien l'épaisseur et la résistance des parois de l'estomac n'avaient-elles pas mis obstacle à l'action des muscles abdominaux et du diaphragme sur les substances contenues dans ce viscère ?

Enfin, le vomissement n'avait-il point été empêché par la dégénérescence de la tunique musculeuse ?

L'état squirrheux de l'estomac ne peut agir que d'une de ces trois manières pour empêcher le *vomissement* ; il faut donc rechercher laquelle des trois avait spécialement agi dans le cas observé.

1°. Etait-ce l'affection de la *membrane muqueuse*, qui s'était opposée à la production du vomissement ?

Non, car l'ouverture du cadavre prouva que cette membrane était partout *saine*, à sa face interne, seule partie susceptible d'être influencée par les alimens retenus dans l'estomac.

Cette affection de la membrane muqueuse n'aurait d'ailleurs pu agir que relativement à la production des nausées, sans lesquelles le vomissement ne peut avoir lieu : or, il avait existé des *nausées* dans le cas dont il s'agit, donc le défaut de vomissemens n'y pouvait être attribué à *l'affection* de la *membrane muqueuse*.

2°. Le défaut de vomissemens n'avait pu dépendre non plus de l'épaississement trop considérable des parois de l'estomac, ni de la résistance offerte par celles-ci à l'action des muscles abdominaux et du diaphragme, puisqu'en comprimant assez légèrement ces parois, je pouvais, lors de l'ouverture, les adosser l'une à l'autre dans l'endroit comprimé ; évacuer de la cavité de l'estomac une partie des substances contenues dans ce viscère, et les forcer ainsi à refluer dans l'œsophage ; il faut avouer, cependant, que cette com-

pression de l'estomac était réellement plus difficile
à opérer que dans l'état ordinaire, et que cette
circonstance, isolée, aurait pu rendre le vomissement un peu difficile, mais non pas impossible.
On ne doit donc regarder cette faible résistance
que comme une circonstance fort accessoire dans
le cas qui nous occupe.

3°. Enfin *l'absence de vomissemens* n'avait-elle
point dépendu de *l'état squirrheux des fibres musculeuses de l'estomac ?*

On s'est assuré que dans l'observation le défaut de vomissemens avait tenu à l'état *squirrheux
de l'estomac ;* que cet organe n'avait pu s'opposer
ainsi à la production du vomissement que de
trois manières différentes : par l'affection de la
membrane muqueuse, ou par l'épaississement des
parois, ou par l'état squirrheux de la membrane
musculeuse. Or, nous venons de voir que les
deux premières influences n'avaient pu mettre
aucun obstacle à la production du vomissement;
nous pourrions donc en conclure déjà que *l'etat
squirrheux de la tunique musculeuse fut la cause
principale du défaut de vomissemens.* Il est plus
sage, cependant, de recourir à l'examen des fibres
de cette tunique, pour s'assurer si réellement
elles ne purent continuer d'agir dans le cas observé. Or j'ai dit, en décrivant l'état de l'estomac, que les fibres musculeuses en étaient dures,
blanches, lardacées, squirrheuses, en un mot.

elles avaient perdu , par conséquent , leurs pro-
priétés contractiles. Il est évident , d'après cela,
que l'estomac était devenu complètement *passif*
dans cette circonstance ; puisque le seul tissu qui
puisse lui communiquer des mouvemens était
alors désorganisé , et privé de la faculté d'agir ,
dans toute son étendue.

§ VIII. De ces faits et remarques il est , je
crois , raisonnable de conclure que *l'estomac
est habituellement actif dans le vomissement ;
puisque, dans une circonstance où ce viscère était
certainement passif , le vomissement ne put s'o-
pérer , quoiqu'il existât des nausées et que les
muscles abdominaux se contractassent avec éner-
gie.*

§ IX. On peut proposer l'objection suivante ,
pour détruire les conclusions qui précèdent , tou-
chant l'action de l'estomac dans le vomissement :
« Si le vomissement n'eut pas lieu dans un cas
» où l'estomac était presque entièrement squir-
» rheux, cela dépendit peut-être de ce que le py-
» lore y était libre. » Il est facile de répondre
ainsi à cette objection : on ne peut douter que le
pylore , dans l'exemple cité, ne fût rétréci et aussi
bien squirrheux que le corps de l'estomac. Ce
fait est prouvé, 1° par l'existence de nausées fréquentes ; 2° par l'ouverture du cadavre..... Je dis
que le développement de nausées fortes et fréquentes atteste l'existence d'un rétrécissement au

pylore ; j'ajoute même que la preuve que ces nausées fournissent suffirait seule pour combattre,
l'objection proposée. En effet, puisque des nausées fréquentes, dans le cancer de l'estomac, ne
peuvent être déterminées que par le rétrécissement de l'extrémité pylorique, c'est un contre-
sens, lorsqu'elles existent sans vomissemens, d'attribuer l'absence de celui-ci à la liberté du pylore ; car les nausées déposent contre cette dernière. D'ailleurs, ce n'était pas, dans l'observation, à l'état du pylore qu'aurait dû être attribué
le défaut de vomissemens ; puisque le squirrhe
de cet orifice avait déterminé de fortes nausées,
et que ce n'était que de cette manière qu'il pût
prendre part au vomissement.

§ x. Il faut donc chercher, dans le cas dont
il s'agit, la cause de l'absence du vomissement
autre part que dans la disposition du pylore ; or,
nous avons déjà trouvé cette cause dans l'état
squirrheux de tout le corps de l'estomac ; dans la
désorganisation des fibres musculeuses de cet organe, qui, par conséquent, ne pouvait plus développer aucune action.

La principale conséquence qu'on puisse tirer
de tout ce qui précède, sur l'observation rapportée, et de cette observation elle-même, est
celle-ci : *l'estomac est actif dans le vomisse-*
ment.

§ xi. Cependant, pour détruire les doutes qu'on

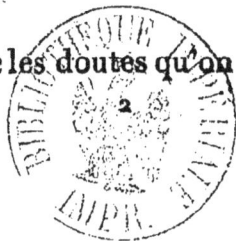

2

pourrait élever sur la conséquence précédente , et pour répondre, en même tems, aux objections qui seraient proposées à ce sujet, je dois rechercher s'il en est qu'on puisse faire encore. Voici les principales :

D'autres causes que l'état squirrheux et passif des fibres musculeuses de l'estomac, telles que l'affaiblissement des muscles abdominaux et du diaphragme, ont pu, dans le cas observé, s'opposer à la production du vomissement , ou bien une maladie du cerveau,

1°. Ce n'était pas *l'affaiblissement des muscles abdominaux* qui mettait obstacle à la production du vomissement; je l'ai avancé et prouvé dès le commencement de ce Mémoire. Ce n'était pas non plus *l'affaiblissement du diaphragme,* puisque, comme nous l'avons vu, les efforts étaient très - prononcés dans cette circonstance ; que la respiration y était suspendue, etc. Or, c'est à ces mêmes phénomènes que les auteurs (1) disent reconnaître que le diaphragme se contracte dans les efforts ; donc, d'après les auteurs, le diaphragme se contractait dans le cas rapporté.

Cependant, j'espère démontrer ailleurs, par des expériences directes, que le diaphragme est ordinairement *passif* dans le vomissement et dans les autres efforts.

(1) Voir tous les Traités modernes d'anatomie et de physiologie.

2°. On conçoit qu'une *affection du cerveau* puisse s'opposer au vomissement, en empêchant ce viscère d'influencer, comme il le fait ordinairement, les organes chargés de produire ce phénomène. Or, ce n'était pas sur les muscles abdominaux que cette influence du cerveau avait cessé, puisque ces muscles se contractaient avec force pour produire les efforts. Quant à *l'estomac*, il est bien difficile de s'assurer si le cerveau exerçait, comme à l'ordinaire, son influence sur lui, puisque cette influence elle-même n'est pas prouvée. Il n'est rien de plus obscur que les connexions de ces deux organes, entre lesquels nos sens ne nous font connaître qu'un moyen de communication : ce moyen, c'est le nerf *vague* ou *pneumo-gastrique*, dont nous ne concevons l'action, pour le vomissement, que par l'intermédiaire des tuniques *muqueuse* et *musculeuse*. Sur la première, ce nerf peut agir par le *développement des nausées*; sur l'autre, pour le *vomissement* proprement dit.

En partant de ces deux circonstances essentielles du vomissement, il est facile de prouver que l'absence de ce phénomène, dans l'observation citée, ne pouvait dépendre d'une affection du cerveau. En effet, si ce dernier organe prend ordinairement quelque part au développement des *nausées*, il agissait bien certainement dans le cas en question, puisque les *nausées* y étaient très-*fortes*.

Pour ce qui est du *vomissement* proprement dit, on ne peut, dans cette observation-ci, en attribuer l'absence à une *affection du cerveau;* car l'estomac n'y peut concourir que par la contraction de ses fibres musculeuses. Si le cerveau influence ordinairement l'action de ce même viscère dans le vomissement, ce ne peut être qu'en agissant sur les mêmes fibres, pour en déterminer la contraction. Or, ces fibres, en devenant squirrheuses, avaient également perdu la faculté de se contracter et celle de recevoir quelque influence du cerveau; c'est donc à l'affection squirrheuse qu'il faut rapporter le défaut de vomissemens, et non pas au cerveau.

On voit, par ce qui précède, que, sans expliquer le genre d'influence qu'exerce ce dernier organe sur l'estomac (influence que j'ignore complètement), j'ai pu prouver que, dans l'observation, le défaut de vomissemens ne dépendait certainement pas d'une affection du cerveau : c'était ce qu'il m'importait d'établir.

Je pourrais aller plus loin, à présent : je pourrais prouver que le cerveau était sain dans le cas cité; voici les preuves que j'en donnerais : 1° rien de ce qui est relatif au vomissement ne prouve que cet organe fût réellement affecté; 2° toutes ses fonctions s'exécutaient comme à l'ordinaire : il n'y avait aucun trouble de l'intelligence, ni du sentiment, ni du mouvement; 3° à l'ouverture du cadavre, on ne trouva aucune lésion du cerveau ni de ses enveloppes ; ni épanchement séreux dans les ventricules ; ni kystes séreux, résultat d'apoplexie sanguine (V. Riobé) ; ni tubercules, ni épanchement sanguin, ni végétations de la dure-mère, etc.

§ XII. Il résulte des faits et des réflexions qui précèdent, que le défaut de vomissemens ne tenait point ici à une affection du cerveau, mais bien à l'état squirrheux des parois de l'estomac, d'où résultait, pour ce dernier, un véritable *état de paralysie.*

Ce dernier fait est, ce me semble, d'une assez grande importance : il complète une des preuves qu'il est essentiel de réunir pour établir que *l'estomac n'est pas ordinairement passif dans le vomissement.*

§ XIII. Il serait, je crois, impossible de soutenir, à présent, que l'estomac est *passif* dans le vomissement : on pourrait assurer même, d'après ce qui précède, que ce phénomène ne peut s'opérer sans que l'action de l'estomac y concourre, si l'on ne connaissait l'expérience célèbre dans laquelle M. Magendie (1) a déterminé des vomissemens, sur un chien, après avoir substitué une *vessie inerte* à l'estomac de cet animal.

Il est aisé de voir que les résultats de cette ex-

(1) *Mémoire sur le Vomissement*, lu à l'Institut, en 1813.

périence sont complètement opposés à ceux de
l'observation que j'ai rapportée. En effet, puisque
M. Magendie a obtenu des vomissemens, après
avoir extirpé l'estomac et l'avoir remplacé par
une vessie, il semble qu'il aurait dû en exister
aussi dans le cas où l'estomac était squirrheux,
passif et compressible ; c'est-à-dire susceptible
de céder à l'action que développent, pendant
l'effort, les muscles abdominaux ; or, c'est ce
qui n'a pas eu lieu.

§ xiv. Cette opposition entre les résultats ob-
tenus par M. Magendie, et ceux que m'avait
fournis une observation de cancer du ventricule,
m'a, je l'avoue, vivement inquiété pendant quelque tems.

Soit que les observations faites l'aient été d'une
manière inexacte, soit que, les interprétant mal,
on en ait déduit de fausses conséquences, il est
certain, me disais-je, qu'il y a erreur de l'un ou
de l'autre côté. Mais est-ce du mien qu'elle se
trouve ? si la raison me le fait craindre, l'amour-
propre me tranquillise. Ne suis-je pas sûr d'avoir
exactement recueilli l'observation de la maladie
de l'estomac ? et d'avoir mis le même soin à
noter toutes les lésions trouvées à l'ouverture du
corps ? A la vérité, je ne le suis pas également de
ne m'être pas trompé, en déduisant des conséquences des faits observés. Je suis convaincu,

d'ailleurs, de la sévère exactitude des faits avan-
cés par M. Magendie : j'en ai trois preuves différentes, entre lesquelles il me serait bien difficile
de faire un choix : le rapport de l'Institut, fait, sur
le Mémoire du vomissement, par MM. Cuvier, de
Humbold, Percy et Pinel ; l'assertion de M. Magendie lui-même, dont la véracité n'est mise en
doute par personne ; le témoignage de tous ceux
qui ont assisté aux expériences de ce physiologiste, et celui de mes propres yeux : voilà ces
preuves, qui, pour moi, sont toutes irrécusables.

§ xv. En réfléchissant davantage à ces différens
résultats, je m'aperçus qu'avec l'exactitude la plus
scrupuleuse M. Magendie avait pu omettre quelques circonstances accessoires; quelques-uns de ces
détails qui, au premier abord, paraissent insigni-
fians, quoique assez souvent la singularité des
résultats repose sur eux : la physique pourrait
fournir, au besoin, des preuves de ce que j'a-
vance.

Je me déterminai donc à examiner attentivement l'expérience de M. Magendie : voici les réflexions que m'a suggérées cet examen.

Les résultats, fournis par l'observation, diffèrent trop de ceux de l'expérience pour qu'il soit
possible de les concilier. S'il fallait choisir entre
eux, d'après les seules probabilités d'une exactitude

plus ou moins sévère, on devrait, je pense, préférer les résultats de l'observation des maladies à ceux des expériences sur les animaux vivans. Je fonde cette opinion sur les raisons suivantes :

1°. Les *observations* sont ordinairement simples, faciles à faire : on peut les recueillir à loisir, les répéter, y réfléchir ; on peut d'ailleurs leur donner une attention d'autant plus soutenue qu'on y est tout-à-fait passif, et qu'aucun phénomène extraordinaire n'y vient subitement distraire l'esprit de l'observateur : l'*expérience*, au contraire, est souvent complèxe, difficile à faire ; les erreurs y sont plus fréquentes, à raison des phénomènes accidentels qui s'y présentent ; parce qu'en outre, de simples manœuvres absorbent quelquefois toute l'attention de l'expérimentateur, et qu'assez souvent l'expérience produit un trouble général dans l'économie. On n'est pas toujours libre, d'ailleurs, de fixer long-tems l'attention sur les phénomènes qu'on a fait naître. L'animal peut s'affaiblir, mourir même. On peut, il est vrai, répéter l'expérience ; mais il est impossible que les circonstances de la deuxième ou de la troisième soient strictement semblables à celles de la première. Bien plus, on est souvent forcé de refaire l'expérience sur un autre animal, etc., etc.

2°. Les *observations* des maladies se font sur

l'homme, et les résultats qu'on en obtient sont, par conséquent, directement applicables à l'histoire des fonctions de l'homme ; l'*expérience*, au contraire, se faisant ordinairement sur des animaux, il n'est pas toujours raisonnable d'en appliquer les résultats à la physiologie de l'homme.

3°. J'ajouterai, en appliquant ces remarques au fait particulier qui nous occupe, que la situation horizontale des chiens favorise le vomissement chez eux.

4°. Que, comme l'observe M. Renaut, le vomissement est plus facile chez ces animaux que chez d'autres ; soit que cela dépende, ainsi que le pense l'auteur cité, de la disposition de l'orifice supérieur de l'estomac, et de celle des fibres musculeuses du même viscère ; soit que cela provienne d'une autre cause.

5°. Dans l'*observation*, l'affection de l'estomac était isolée et sans trouble général, dans les premiers tems ; on pouvait, par conséquent, apprécier les principaux effets de cette lésion locale. Tandis que, dans l'*expérience* de la vessie, les muscles abdominaux sont incisés, l'estomac est extirpé, le péritoine est mis à nu et en contact avec des corps étrangers ; l'animal éprouve de vives douleurs ; sa respiration est accélérée.

§ XVI. Ce sont là des raisons qui pourraient peut-être engager à récuser les résultats fournis par l'expérience de M. Magendie, ou au moins à leur préférer ceux de l'observation rapportée.

Mais M. Magendie ne voudra probablement tenir aucun compte des réflexions qui précèdent; il persistera, sans doute, à regarder les résultats de son expérience comme très-exacts et d'un grand intérêt pour la physiologie. Eh bien! je suis de l'avis de ce médecin : je n'accorde aux réflexions précédentes qu'une très-faible importance, et consens à comparer, sous d'autres rapports, les résultats de l'expérience de M. Magendie avec ceux de l'observation. Tant pis pour l'expérience, si, cette fois, la comparaison n'est pas à son avantage.

1°. Dans le cas observé du squirrhe de l'estomac, ce viscère renfermait des matières *liquides* et *solides* qui n'en remplissaient qu'*imparfaitement* la cavité; parce que le *pylore*, seulement rétréci, leur livrait passage encore, quoique avec beaucoup de lenteur.

2°. Dans l'expérience de M. Magendie, après la section des parois abdominales (peau, muscles, péritoine, etc.), après l'excision de la plus grande partie de l'estomac, on substitue une vessie inerte à ce viscère. A l'aide d'une sonde de gomme élastique, *on fait communiquer avec l'œsophage la partie supérieure de cette vessie.* A la partie inférieure et droite du même vase on

pratique une petite ouverture destinée à l'introduction d'une sonde de gomme élastique, par laquelle se fait l'injection de *matières liquides , sans
mélange de solides.* On répète cette injection avec
une seringue jusqu'à ce que la vessie soit si *complètement remplie,* que la résistance de ses parois mette obstacle à l'introduction d'une nouvelle quantité de liquides ; je soupçonne même,
d'après la comparaison approximative que j'ai
établie entre la capacité de la vessie et la quantité
des liquides injectés , que , pendant l'expérience,
ce fluide reflue dans l'œsophage ; mais je ne suis
pas sûr de ce dernier fait ; par conséquent , il ne
faut pas le mettre au rang de ceux dont j'ai la certitude et que j'affirme.

Après l'injection , l'ouverture inférieure de la
vessie , qui correspond, en quelque sorte , au pylore, est exactement fermée à l'aide d'une ligature
serrée.

§ XVII. Voici maintenant ce qui se passe dans
cette expérience : nous venons de voir que la vessie est oblitérée à sa partie inférieure, et dilatée
par des matières liquides : elle se trouve en même
tems comprimée , entre les parties voisines qui
résistent ; mais cette compression devient bien
plus prononcée, lorsque l'émétique, injecté dans
la veine jugulaire , après avoir produit des nausées , détermine la contraction des muscles abdo-

minaux. C'est alors que s'opère l'évacuation partielle des liquides renfermés dans la vessie.

§ xviii. Avant d'aller plus loin, il est utile
de montrer les causes de cette évacuation qu'a
obtenue M. Magendie, dans son expérience ; évacuation qui n'a pas eu lieu dans un cas où l'estomac était passif comme la vessie, et presque aussi
compressible qu'elle :

1°. Dans *l'expérience*, l'ouverture inférieure de
la vessie étant complètement oblitérée, aucune partie de l'effort ne saurait être employée à chasser
le liquide par cette ouverture, qui correspond au
pylore. Tout l'effort est donc employé à produire
l'évacuation supérieure. Dans *l'observation*, au
contraire, le pylore n'était que rétréci et non obli-
téré.

2°. Dans *l'expérience*, la vessie ne renferme que
des liquides ; tandis que, dans *le cas observé*, l'estomac contenait un mélange de liquides et de solides, plus difficiles à évacuer que s'il y eût eu
seulement des liquides.

3°. La vessie, dans *l'expérience*, est distendue
avec force par les liquides qu'on y a poussés avec un
piston. La plus légère compression de ce vase doit
produire, par conséquent, une évacuation. Dans
l'observation, au contraire, l'estomac n'était que

très-imparfaitement rempli, et jamais distendu par les boissons et les alimens solides.

§ xix. Il suffit, je crois, de ce simple rapprochement entre les circonstances de l'observation et celles de l'expérience citée, pour expliquer des résultats tellement contradictoires, qu'il paparaissait d'abord impossible de les concilier.

Ce rapprochement de circonstances et de résultats différens ne se borne pas à en faire apprécier les causes et les connexions : à ce premier avantage, il en réunit d'autres. On conçoit, par exemple, qu'il est raisonnable de douter de la justesse des conséquences qu'on a tirées de l'expérience de M. Magendie, lorsqu'il est prouvé que les résultats de cette expérience dépendent de circonstances particulières, tout-à-fait opposées à celles qui existent dans le vomissement ordinaire.

On est même disposé à penser, d'après cela, qu'on aurait tort de tirer, d'une semblable expérience, des conclusions relatives à ce qui se passe dans le vomissement naturel.

Toutefois, il n'y a jusqu'ici que de simples présomptions à cet égard. Ces présomptions peuvent, il est vrai, se transformer en certitude, si de nouveaux faits viennent démontrer la fausseté des conséquences déduites de l'expérience de M. Magendie. Or, pour trouver les faits dont il s'agit;

il faut considérer cette expérience en elle-même,
en achever l'histoire, et en comparer les résultats avec ce qui arrive ordinairement.

§ xx. J'ai déjà parlé de l'évacuation de liquides
qui s'opère lorsque les muscles abdominaux se
contractent et qu'ils compriment la vessie. Après
cette évacuation, qui survient au premier ou au
second effort, celui-ci se répète en vain : il ne
sort plus rien de ce vase. A la fin, on écarte les
lèvres de l'ouverture faite aux parois de l'abdomen ; on retire cette vessie ; on la trouve remplie
d'air dans ses deux tiers supérieurs, et les liquides
injectés en occupent à peu près le tiers inférieur.
Il est essentiel de fixer l'attention sur cette observation : *qu'après les efforts de vomissemens,
dans l'expérience de M. Magendie, il reste encore
des liquides dans la vessie, dans la proportion d'un
tiers, au moins, de la quantité totale qui avait
été employée.*

§ xxi. Avant de tirer des conséquences de cette
dernière observation, il faut s'assurer de ce qui
arrive chez un chien qui vomit, tous ses organes
restant dans l'état naturel.

Si l'on donne à un chien jeune et vigoureux une
forte dose d'émétique dans une grande quantité
de véhicule, de lait ou de bouillon, par exemple;
si, lorsque plusieurs vomissemens ont eu lieu, on
fait l'ouverture de cet animal pour examiner l'é-

tat dans lequel est resté son estomac, on trouve
ce viscère vide, ou plutôt rempli d'air, ne conte-
nant plus rien du liquide employé, et simplement
tapissé, à son intérieur, de mucosités épaisses et
filantes.

§ XXII. Il résulte des détails précédens que
dans l'expérience de la vessie il y a vomissement
des deux tiers, au plus, de la quantité totale des
liquides injectés, et que l'autre tiers demeure toujours dans cette vessie, quelque répétés que soient
les efforts pour vomir : tandis que dans le vomissement naturel, où l'estomac reste à sa place et
intact, il y a évacuation de toutes les substances
que renfermait ce viscère avant les efforts. Par
conséquent, lorsque ceux-ci ont cessé, l'estomac
ne contient plus rien, à l'exception pourtant de
quelques mucosités dont sa membrane interne est
recouverte.

§ XXIII. Ces faits sont loin d'être favorables
aux conséquences qu'on a déduites de l'expérience de M. Magendie ; il y a plus, ils leur sont
complètement opposés. En effet, parce que
dans l'expérience de la vessie les deux tiers des
liquides injectés dans ce vase ont été expulsés de
sa cavité par l'action seule des muscles abdominaux, est-il raisonnable d'en conclure que l'estomac, étranger à cette évacuation partielle, soit
ordinairement *passif* dans le vomissement? Parce
qu'une personne entend avec une seule oreille,

en doit-on conclure que l'organe conservé soit seul
chargé, dans les circonstances ordinaires, de la
perception des sons, et que l'organe dont ne jouit
plus cette personne reste habituellement étranger à cette perception chez celles qui les possè-
dent tous les deux? L'observation et le raisonnement apprennent combien serait fausse une pa-
reille conséquence; telle est cependant celle qu'on
a déduite de l'expérience de M. Magendie, qui
avait négligé de le faire, sans en exposer les raisons, laissant à d'autres un soin qu'il semble avoir
hésité à prendre lui-même.

§ xxiv. J'ai dit que la conséquence tirée de
l'expérience de M. Magendie (*l'estomac est passif
dans le vomissement*) était fausse, et que, pour
s'en assurer, il suffisait de voir ce qui se passe dans
le vomissement ordinaire, où tous les organes
restent sains. Je vais plus loin, à présent : je dis
que l'expérience de M. Magendie, au lieu de
prouver que l'estomac soit *passif* dans le vomissement, prouve au contraire que cet organe est
actif dans la production de ce phénomène.

En effet, les deux tiers des liquides que renfermait la vessie en sont expulsés, comme nous l'a-
vons vu dans l'expérience de M. Magendie ; on ne
peut attribuer cette expulsion qu'à l'action des
muscles abdominaux, puisque l'estomac est alors
remplacé par une vessie, vase complètement
inerte. Mais l'autre tiers, que des efforts répétés

ne peuvent parvenir à évacuer, et qui séjourne
constamment dans la vessie, serait aussi bien évacué que les deux premiers tiers, si l'estomac n'a-
vait pas été extirpé.

Or, il est évident que l'estomac serait l'agent
exclusif de cette évacuation du dernier tiers,
comme les muscles abdominaux l'avaient été de
l'évacuation des deux premiers tiers, puisque ces
muscles, abandonnés à eux-mêmes, et agissant à
plusieurs reprises, ne peuvent évacuer la dernière
portion du liquide. Il est certain, d'ailleurs, que
cette évacuation complète aurait eu lieu si l'estomac n'eût pas été remplacé par une vessie
inerte, puisque dans les circonstances ordinaires
l'estomac d'un chien ne contient plus rien, après
les efforts du vomissement.

§ xxv. Des faits et remarques qui précèdent,
il résulte donc :

1°. Que l'expérience de M. Magendie ne prouve
pas que *l'estomac soit passif dans le vomissement;*

2°. Que cette expérience prouve, au contraire
(si l'on en compare les résultats avec ceux de l'observation ordinaire), *que l'estomac est actif dans
le vomissement naturel;*

3°. Que le *vomissement* qui a lieu dans l'expérience de la vessie *est dû à des circonstances qui
n'existent pas dans le vomissement naturel.*

§ xxvi. Les *muscles abdominaux et l'estomac*

unissent donc leur action pour produire le vo-
missement : l'expérience citée le prouve ; elle
pourrait même servir à mesurer, jusqu'à un certain point, dans quelle proportion ces organes
concourent à la production de ce phénomène :
ce qui serait évacué de la vessie serait rapporté à
l'action seule des muscles abdominaux ; ce qui
resterait dans ce vase, après les efforts, serait
considéré, au contraire, comme la quantité
qu'aurait évacuée l'estomac, si ce viscère eût
été conservé et qu'il eût joui de sa force ordinaire.

Dans le cas, par exemple, où deux tiers sont
évacués de la vessie, tandis que l'autre tiers y
séjourne et n'en peut être chassé, on devrait re-
présenter l'action des muscles abdominaux, à l'é-
gard de celle de l'estomac, comme deux est à un.

§ XXVII. Cette expérience serait d'un grand intérêt, sous le rapport de cette appréciation, presque rigoureuse, si tous les organes y étaient dans
l'état naturel ; à l'exception toutefois de l'estomac, dont on veut, d'une manière indirecte,
mesurer l'influence dans le vomissement.

Mais comme cette expérience détermine un
trouble manifeste dans la plupart des fonctions,
il devient impossible de déduire de ses résultats
quelque conséquence rigoureuse ; et elle perd, à
cause de cela, beaucoup de son importance ; sans
cesser d'être très-curieuse.

Il faut donc renoncer, pour ce moment, à cette appréciation exacte des agens du vomissement, et se contenter seulement de savoir quels ils sont. Peut-être que, par la suite, de nouvelles observations, montrant ces agens isolés, feront plus exactement connaître la part qu'ils prennent, chacun en particulier, à la production du vomissement. D'ailleurs, j'espère obtenir les résultats dont je parle d'expériences directes que j'ai déjà faites et plusieurs fois répétées, et que je me propose de publier bientôt.

§ XXVIII. On pourrait réduire tout ce qui précède, observations, expériences, remarques, etc., à ce petit nombre de mots : *L'estomac est ordinairement actif dans le vomissement.*

L'organisation de ce viscère, la présence de fibres musculeuses dans ses parois (1), l'activité

(1) Il est des personnes qui disent : parce qu'un organe possède des fibres musculeuses, il ne s'en suit pas qu'il doive nécessairement exécuter des mouvemens. J'ai vu M. Magendie, par exemple, chercher à prouver que les fibres de l'estomac ne se contractent point. Pour y parvenir, cet auteur se servait d'une pile de Volta, puis il dirigeait un courant galvanique vers les fibres d'un muscle ; celui-ci se contractait très-manifestement : « Vous voyez, disait » M. Magendie, que le contact du fluide galvanique détermine la » contraction des fibres musculeuses : vous allez voir, à présent, », qu'il n'en est pas ainsi pour celles de l'estomac. » En effet, le courant galvanique était inutilement dirigé vers l'estomac ; les fibres musculeuses de cet organe restaient immobiles. Il est bon de dire, à la vérité, que M. Magendie avait oublié de faire obser-

manifeste que développent d'autres organes, dont
la texture diffère peu de la sienne, fait depuis
long-tems *présumer* que cet organe est *actif* dans
la production de ce phénomène.

Le témoignage de Wepfer et de Hallen, qui
assurent l'avoir vu se contracter pendant le vomissement, a fait *admettre* comme certaine cette
activité de l'estomac, et il est facile d'en *prouver*
aujourd'hui l'existence :

1°. Par l'observation que je rapporte d'un squirrhe de tout le corps de l'estomac et du pylore;

2°. Par l'expérience de M. Magendie.

§ XXIX. Je ne connais aucune autre observation
ni expérience qui puisse servir à prouver le même
fait, c'est-à-dire l'activité de l'estomac dans le
vomissement (1).

ver que le contact du fluide galvanique avec les fibres musculeuses de l'estomac n'était que médiat dans cette expérience; que
la membrane séreuse y était restée intacte, et qu'appliquer ainsi
le fluide galvanique à l'estomac, équivalait presque à l'appliquer
sur la peau, lorsqu'on veut faire contracter les muscles situés au-
dessous d'elle : la seule différence est dans l'épaisseur des tissus.

(1) Ce n'est point par omission que je ne cite pas, au nombre des
preuves de l'activité de l'estomac, les faits que rapporte M. le docteur Maingault, dans son *Mémoire contradictoire* ; c'est parce que
ces faits ne présentent aucun des caractères des véritables expériences : M. Maingault n'a tenu aucun compte des circonstances
dans lesquelles il a fait les siennes. Le but de cet auteur, en faisant
ces expériences, était de s'assurer comment s'opère ordinairement
le vomissement, et d'apprécier le degré d'exactitude de celles de
M. Magendie. Eh bien! croirait-on que, pour y parvenir, M. Main-

Il est à remarquer que les physiologistes, qui, jusqu'à ce jour, ont cherché à établir que l'estomac est actif dans le vomissement, n'ont pas été plus heureux dans le choix de leurs preuves que ceux qui ont soutenu l'opinion opposée ; aucun d'eux n'en a rapporté d'irrécusables (1).

gault n'a mis en usage ni les moyens ordinairement employés pour produire le vomissement, ni ceux qu'avait choisis M. Magendie? Au lieu de recourir à l'*ingestion* de l'émétique, ou à l'injection de la même substance dans les veines, M. Maingault a employé la constriction des intestins. Or, serrer fortement une anse d'intestins, c'est, d'après les expériences de Haller et de Bichat, irriter les fibres musculeuses qui s'y trouvent ; c'est déterminer la contraction de celles qui, au-dessus et au-dessous du point serré, se continuent avec celles-là ; c'est déterminer la contraction des fibres de l'estomac, sur-tout lorsqu'on lie la partie supérieure de l'intestin grêle, comme l'a fait M. Maingault : c'est enfin donner lieu à des phénomènes qui n'existent pas ordinairement ; et l'estomac pourrait être passif dans le vomissement ordinaire, et pourtant devenir actif dans le cas où la constriction des intestins le détermine. On ne peut donc tirer aucune conséquence de ce fait, relativement au vomissement habituel, et voilà pourquoi je l'ai passé sous silence.

(1) Ceux qui regardent l'estomac comme passif dans le vomissement s'appuient sur les faits suivans : Bayle et Chirac n'ont pu voir l'estomac se contracter pendant le vomissement. Duverney a répété quelques-unes des expériences de ces auteurs, a obtenu des résultats semblables aux leurs et a partagé leur opinion. Voici maintenant d'autres observations dont se servent ceux qui croient à l'activité de l'estomac dans le vomissement : 1º Wepfer (*Diss. de cicutâ aquaticâ*), Haller (*Elem. physiol.*), Portal (*Exp. de 1771*), disent avoir vu l'estomac se contracter ; 2º le docteur Franck (*de curandis hominum morbis Epitome*) parle d'un malade, qui,

L'observation même de Lieutaud, observation que tout le monde connaît et cite, n'apporte point d'exception à cette proposition générale. Lieutaud croyait qu'elle fournissait une preuve incontestable de l'activité de l'estomac dans le vomissement ; mais cet auteur s'est mépris, je crois, sur la valeur réelle de son observation : je vais essayer de le prouver, par le plus simple examen qu'on en puisse faire (1).

quoiqu'éprouvant de fortes nausées, ne pouvait cependant vomir ; ce malade mourut ; à l'ouverture de son corps, on trouva un épanchement de sang entre les membranes musculeuse et muqueuse de l'estomac ; 3° un jeune médecin a rapporté, dans sa thèse, plusieurs observations desquelles il semblerait résulter que l'estomac *choisit* quelquefois certaines substances pour les rejeter à l'extérieur par le vomissement ; 4° Louis, dans une dissertation sur les plaies de l'abdomen, a cité l'observation d'un cas où une grande partie des muscles abdominaux se trouvant détruite, le vomissement néanmoins s'opéra.

Il est une remarque assez curieuse à faire, au sujet de cette dernière observation : c'est que pour une personne qui serait persuadée que l'estomac est passif dans le vomissement, une observation semblable à celle de Louis serait la *preuve* que le *diaphragme est le principal agent du vomissement*. Ceci prouve, en outre (ce qu'on savait déjà), que ce n'est jamais des observations ni des expériences seules qu'on déduit des conséquences, mais que c'est à-la-fois de l'opinion de l'auteur et des faits qui servent à l'appuyer. Il arrive même trop souvent que, pour concilier l'une avec les autres, l'on fait faire beaucoup plus de pas aux faits vers l'opinion, qu'à l'opinion vers les faits : de là des systèmes qui ressemblent bien plus à leurs auteurs qu'à la nature, qui n'a fourni que le prétexte de leur création.

(1) Je ne rapporte point ici cette observation de Lieutaud, parce

§ xxx. Il s'agit, dans l'observation de Lieutaud, d'une personne qui éprouvait des nausées, et qui cependant ne pouvait vomir, quoiqu'on lui administrât des vomitifs : ce médecin, d'après ces circonstances, admit qu'il y avait *paralysie de l'estomac*. Il partit d'abord de cette idée de *paralysie de l'estomac*, sans chercher à en constater plus exactement l'existence ; puis, à cette première idée, il réunit celle d'*impossibilité de vomir*, quoiqu'il existât des *nausées*, et il en tira cette conséquence : *L'estomac est actif dans le vomissement*. — Qu'est-ce qui le prouve ? — C'est que,

qu'elle est trop longue pour faire l'objet d'une note, et qu'en l'abrégeant on me soupçonnerait peut-être de l'avoir tronquée. Pour juger un auteur, il faut le consulter lui-même. (Voir *les Mémoires de l'Acad. des Sc.*, ann. 1752, page 223 et suiv.) Fontenelle, qui insérin un extrait de la même observation, dans *l'Histoire de l'Académie des Sciences*, pour la même année 1752, p. 45, s'exprimait ainsi à son égard : « Il faut donc en revenir à regar-
» der, avec M. Lieutaud, le vomissement comme une véritable
» *convulsion* de l'estomac même ; et celui du malade duquel nous
» venons de parler étant paralytique, il n'est pas étonnant qu'on
» n'ait jamais pu y exciter cette *convulsion* et faire vomir le ma-
» lade...... L'observation de M. Lieutaud rectifie donc l'idée qu'on
» doit avoir du vomissement. »

Ce sentiment de Fontenelle, sur la théorie du vomissement, est opposé à celui qu'avait exprimé le même auteur, dans *l'Histoire de 1700*, à l'occasion d'un *Mémoire de Litre* dont il donnait l'extrait. Cette contradiction, à la vérité, résulte d'opinions émises à cinquante-deux ans de distance ; et il serait trop heureux de ne se contredire, ainsi que l'illustre secrétaire, qu'une fois par demi-siècle : à ce compte, ne se contredirait pas qui voudrait.

dans les circonstances ordinaires où l'estomac est
sain , l'on détermine facilement des vomissemens
par l'emploi des vomitifs , tandis que dans le cas
observé par Lieutaud , où l'estomac était paralysé ,
les vomitifs furent inutilement administrés : ils ne
produisirent pas de vomissemens.

Ce raisonnement paraît assez juste au premier abord ; mais en y réfléchissant un peu , on
s'aperçoit qu'il aurait été facile d'adresser à
Lieutaud , lorsqu'il le fit , plusieurs questions
que ce respectable auteur aurait eu bien de la
peine à résoudre.

§ XXXI. Il est étonnant que les physiologistes
se soient ainsi abusés sur la valeur d'un raisonnement aussi défectueux que celui de Lieutaud ,
raisonnement dont je donne un extrait ici , afin
qu'on puisse l'apprécier : pas de *vomissement ,*
quoiqu'il y eût des *nausées ,* donc l'estomac était
paralysé dans le cas observé par Lieutaud. *Im-*
possibilité de vomir dans le même cas , où il y
avait *paralysie de l'estomac ,* donc *cet organe est*
habituellement actif dans le vomissement. — Mais
d'où vient qu'à vos yeux l'impossibilité de vomir
est un signe certain de la paralysie de l'estomac ?
— C'est parce que cet organe est le principal agent
du vomissement. — Qu'est-ce qui le prouve ? —
Rien. Mais Lieutaud le suppose pour le prouver
ensuite.

§ XXXII. Il suit de là que Lieutaud n'a point

prouvé que l'estomac soit actif dans le vomissement, parce que cet auteur n'a pu s'assurer si,
dans le cas qu'il rapporte, il y avait, ou non, paralysie de l'estomac. On ne peut reconnaître, en
effet, la paralysie d'un organe qu'autant que les
mouvemens ordinaires de celui-ci sont exactement connus; par conséquent, Lieutaud n'a pu
constater celle de l'estomac, puisque cet auteur
ne possédait aucune preuve certaine que cet or-
organe concourût à la production du vomissement.

Aujourd'hui même, qu'il est bien prouvé que
l'estomac est actif dans ce phénomène, il serait
difficile encore de reconnaître la *paralysie* de cet
organe, d'après les signes fournis par *l'impossibilité de vomir;* parce que le vomissement à d'autres agens que l'estomac, et que l'action compa-
rative de ces puissances n'est pas encore bien con-
nue (1).

§ XXXIII. Il est impossible d'adresser à l'observation que je rapporte les mêmes reproches qu'à
celle de Lieutaud; car il est évident que dans
la mienne l'estomac ne pouvait jouir d'aucune
action, puisque les fibres musculeuses, sans les-

_____

(1) Il serait bien plus difficile encore de reconnaître la paralysie
de l'estomac d'après la manière de voir de M. Magendie; car,
puisque, suivant cet auteur, l'estomac est complètement *passif*,
sa *paralysie* ne saurait exister jamais, par cela même qu'elle existe
toujours.

quelles cet organe ne peut avoir de mouvemens ,
étaient devenues squirrheuses et incapables de
contraction.

Il résulte donc de ce qui précède , que je donne
une observation nouvelle, pour prouver l'activité
de l'estomac dans le vomissement , en même tems
que j'en rejette une autre qui , suivant la plupart
des physiologistes , fournit la preuve du même
fait. Ainsi , ce que je donne d'un côté , je le re-
tranche de l'autre : le seul avantage qui puisse
résulter d'un tel échange , est , je crois , celui que
la certitude a sur le doute.

§ xxxiv. On conçoit , au reste , que c'est uni-
quement en faveur de l'exactitude, que je combats
ainsi et récuse l'observation de Lieutaud ; car
il serait de mon intérêt que cette observation
fût bonne. La rejeter , c'est me priver d'un fait
que j'aurais pu réunir à ceux que je possède déjà
pour prouver l'activité de l'estomac ; et aux yeux
des personnes qui trouveront bonne et suffisam-
ment exacte cette observation de Lieutaud , je
posséderai *trois preuves de l'activité de l'estomac*
au lieu de *deux.*

§ xxxv. Ce que j'ai dit dans ce mémoire peut
être rapporté à trois objets principaux :

1°. A l'*état actif de l'estomac dans le vomisse-*
ment : activité dont j'ai donné les preuves ;

2°. Au *diagnostic des maladies cancéreuses de*

l'estomac, à leur distinction entre elles , selon la partie de l'organe qu'elles occupent (1) ;

3°. Au traitement de ces maladies : à la *contre-indication* qu'elles présentent, à l'emploi *des vomitifs.*

(1) J'étais entré d'abord dans des détails à ce sujet ; j'ai ensuite réfléchi qu'il vaudrait mieux les réunir dans une note particulière.

RAPPORT

Fait sur le Mémoire précédent, par M. le professeur Béclard et M. le docteur Mérat, au nom de la Société de la Faculté de Médecine.

(Extrait des Bulletins de la Faculté.)

LA Société de la faculté de médecine nous ayant chargés, dans une de ses précédentes séances, M. le docteur Mérat et moi, de lui rendre compte d'un *Mémoire sur l'action de l'estomac dans le vomissement*, présenté par M. Bourdon, étudiant en médecine, nous avous lu attentivement ce Mémoire, et nous venons aujourd'hui en faire le rapport à la Société.

Nous commencerons par donner l'analyse du Mémoire de M. Bourdon, nous rappellerons ensuite les inductions et les conclusions qu'il a tirées des faits qu'il rapporte, soit qu'il en ait été lui-même l'observateur, soit qu'il les ait empruntés à d'autres; nous ferons enfin connaître notre opinion sur ce travail.

L'auteur commence son Mémoire par l'histoire d'un cas de squirrhe qui affectait le pylore et tout le corps de l'estomac, excepté le cardia. En voici le précis :

Une femme de cinquante-six ans entra à l'hôpital de la Charité le 7 mars 1818, et y mourut le 2 mai de la même année. Cette femme était dans un état de langueur et d'amaigrissement, et offrait l'altération de couleur de la peau qui existe ordinairement dans les affections cancéreuses. Cependant le toucher et l'examen des symptômes ne purent faire reconnaître d'une manière positive pendant sa vie, l'existence d'un cancer.

La malade éprouvait des nausées, sur-tout après le repas; quelquefois elle exécutait les mouvemens extérieurs qui précèdent et accompagnent ordinairement le vomissement, quelquefois même elle exécutait de véritables efforts pour vomir, qui se terminaient assez souvent par la toux, mais sans que le vomissement ait jamais eu lieu.

Vers le milieu de la durée de son séjour à l'hôpital, elle commença à présenter quelques symptômes de la phthisie pulmonaire.

L'ouverture du corps fit voir que l'estomac, encore assez compressible pour que l'on pût, par la pression, faire passer dans la partie inférieure de l'œsophage une partie du liquide qu'il contenait, était squirrheux et avait trois à quatre lignes d'épaisseur dans toute son étendue, excepté à un pouce de distance autour du cardia, où sa structure n'était pas altérée; il n'y avait que la surface extérieure de la tunique péritonéale et la surface interne de la membrane muqueuse qui conservassent leur apparence ordinaire; tout le reste,

et notamment la membrane musculaire, était dé-
généré en substance lardacée. Le pylore, rétréci,
n'était pas entièrement obstrué.

Dans les remarques qui suivent cette observation, l'auteur, après avoir fait observer que le
vomissement n'a pas lieu dans tous les cas de cancer de l'estomac, que l'absence de ce phénomène
rend alors le diagnostic obscur, et que la toux survient quelquefois aux efforts impuissans pour vomir ; l'auteur essaie d'expliquer cette dernière
coïncidence, et comment les efforts de vomissement et ceux de la toux faisaient, dans ce cas,
cesser à la longue les envies de vomir.

Il passe ensuite à l'examen de cette question :
Pourquoi le vomissement n'avait-il pas lieu dans
le cas observé ? Pour la résoudre, l'auteur recherche d'abord les causes des nausées dans l'affection
squirrheuse de l'estomac ; il les attribue au séjour
des matières, prolongé suivant le degré du rétrécissement du pylore, et il pense que, dans ce cas
particulier, elles dépendaient de ce contact prolongé des matières sur la surface de l'estomac,
dû à la difficulté que le resserrement du pylore
apportait à leur passage dans l'intestin.

L'auteur examine ensuite les causes du vomissement en général, et admet trois conditions in-
dispensables pour vomir : 1° une cause qui détermine des nausées ; 2° la contraction des muscles
abdominaux ; il met en doute celle du diaphragme ;

3º la contraction de l'estomac , cause dont l'existence a été mise en doute à diverses époques. Il
cherche laquelle de ces causes manquait dans le
cas dont il s'agit au commencement de son Mémoire.

Ce n'était pas la cause des nausées ;

Ce n'était pas l'action des muscles abdominaux
et du diaphragme.

C'était donc du défaut d'action de l'estomac
que résultait le défaut de vomissemens.

L'auteur recherche ensuite si l'état de l'estomac autorise cette conséquence , amenée par voie
d'exclusion et en partant *à priori* d'une supposi-
tion très-probable ; or, l'estomac était squirrheux
partout, excepté à un pouce de rayon autour du
cardia. Cet état de dégénérescence n'affectait pas
la surface libre de la membrane muqueuse , et les
nausées prouvent qu'elle était restée sensible au
contact.

Cet état de dégénérescence ne donnait à l'estomac que trois à quatre lignes d'épaisseur, et n'em-
pêchait pas que , par une pression légère , on par-
vînt à le vider.

Enfin , cet état squirrheux , qui affectait parti-
culièrement la membrane musculaire , semblait
donc , en la dénaturant et en la privant d'irrita-
bilité , très-propre à rendre passif l'estomac, considéré comme un organe musculaire.

L'auteur répond ensuite à l'objection suivante :

Dans le cas dont il s'agit, l'absence du vomissement n'aurait-elle pas dépendu de l'état du pylore, qui était libre? mais l'examen a prouvé qu'il
était retréci, et les nausées attestaient assez qu'il
apportait de la difficulté au passage des matières
dans l'intestin; et d'ailleurs, dans l'état sain, il
est ouvert, et le vomissement peut avoir lieu.

L'absence du vomissement doit donc être attri-
buée à l'état squirrheux de l'estomac, et la conséquence que l'auteur tire de tout ce qui précède,
c'est que *l'estomac est ordinairement actif dans
le vomissement.*

L'auteur revient encore sur des objections qu'on
pourrait lui faire.

Dans le cas dont il s'agit, aucune autre cause
que l'état squirrheux ne peut expliquer le défaut
de vomissemens; en effet, les muscles abdominaux se contractaient (l'auteur dit ici, en passant,
que le diaphragme est *passif* dans le vomissement
et dans les efforts, et promet de le démontrer
ailleurs par des expériences directes).

En effet aussi, le cerveau et ses moyens connus
de communication avec l'estomac étaient sains.
Les fonctions générales de cet organe étaient dans
l'état d'intégrité; son influence, dans le vomissement, se manifestait, puisqu'il y avait des nausées, des efforts, etc. Ou ne peut donc accuser du
défaut de vomissemens que l'état squirrheux de
l'estomac et l'état de paralysie musculaire qui en

résultait. Ce dernier fait semble compléter une des preuves qui établissent que l'estomac n'est pas ordinairement *passif* dans le vomissement.

Ici l'auteur arrive à l'expérience de M. Magendie, qui semble contredire la conclusion précédente, expérience dans laquelle cet expérimentateur a substitué une vessie inerte à l'estomac qu'il avait déjà retranché, et dans laquelle enfin le vomissement a eu lieu.

Or, le résultat de cette expérience célèbre, qui semblerait devoir être le même que celui d'un cas dans lequel la structure et l'action musculaire de l'estomac seraient détruites, est tout-à-fait en opposition avec le résultat de l'observation qui fait le sujet de ce Mémoire.

Quelle est la cause de cette contradiction? existe-t-elle dans la manière dont les faits ont été observés? C'est, d'un côté, un fait pathologique observé dans un grand hôpital consacré à l'enseignement; de l'autre, une expérience faite par un homme habile dans cet art difficile, devant un grand nombre de témoins, et sur-tout en présence d'une commission choisie au sein de l'Académie des sciences.

Ou bien la contradiction n'a-t-elle pas sa source dans les faits eux-mêmes, et ne dépend-elle pas d'une différence réelle entre eux?

Si cette contradiction existe, laquelle des deux sources d'instruction faut-il préférer? soit l'obser-

4

vation attentive et répétée dans l'état de santé et
dans des cas pathologiques que l'on peut rencon-
trer sur l'homme, soit des expériences faites sur
des animaux dont l'organisation et les phénomènes
de la vie sont trop différens de ceux de l'homme
pour qu'on puisse rigoureusement conclure de
l'un à l'autre ; expériences, d'ailleurs, dans lesquelles le fait que l'on cherche est toujours com-
pliqué et souvent obscurci par les résultats des
opérations nécessaires qu'il faut pratiquer sur l'a-
nimal.

L'auteur se prononce en faveur des observations ; mais consentant pourtant à accorder l'utilité, la parité de mérite et même la supériorité
des expériences, il est conduit à examiner avec
soin l'expérience de M. Magendie, pour voir si la
contradiction ne dépendrait pas plutôt des inductions que l'on en a tirées.

Dans cette expérience, l'estomac étant enlevé,
une vessie y étant substituée, et communiquant
avec l'œsophage au moyen d'une sonde élastique,
on injecte un liquide dans la vessie par une ouverture ménagée à sa partie inférieure, et après
l'avoir remplie et distendue par cette voie, on la
ferme au moyen d'une ligature ; et on la replace
dans l'abdomen. De l'émétique étant injecté dans
la veine jugulaire, les muscles abdominaux se contractent, et alors une partie du liquide est rejetée
par le vomissement.

Or, dans ce cas, 1º l'estomac postiche n'a pas
d'ouverture pylorique, et, au contraire, il a une
ouverture œsophagienne tenue ouverte par la
présence d'une sonde ;

2º. Il ne contient que des liquides ;

3º. Enfin il est distendu.

L'auteur remarque qu'aucune de ces trois circonstances n'existait dans le cas qu'il rapporte,
et n'existe ordinairement dans le vomissement
naturel ; que ce rapprochement suffit pour faire
apprécier la différence des résultats dans l'expérience et dans le cas observé, qu'enfin ce
rapprochement porte à douter de la justesse des
conséquences que l'on a déduites de l'expérience
de M. Magendie, relativement au vomissement
naturel ; et, en effet, les circonstances sont très-
différentes dans les deux cas : dans l'expérience
de M. Magendie, les premiers efforts produisent une évacuation ; mais quoiqu'ils se répè-
tent, l'évacuation ne va point au-delà des deux
tiers du liquide injecté, et l'on retrouve dans la
vessie un tiers du liquide injecté et de l'air.

Dans un chien qui a vomi avec son estomac,
après avoir bu beaucoup de bouillon ou de lait,
on trouva l'estomac tout-à-fait vide.

Ainsi, dans un cas, il y a évacuation partielle,
tandis que dans l'autre l'évacuation est totale.

On ne peut donc pas conclure, comme on

l'a fait, de l'expérience de M. Magendie, que l'estomac est *passif* dans le vomissement.

Il résulte de ce qui précède :

1°. Que l'expérience de M. Magendie ne prouve pas que l'estomac est passif dans le vomissement ;

2°. Que, comparée à l'observation ordinaire, elle prouve que l'estomac est actif dans le vomissement naturel ;

3°. Que le vomissement dans l'expérience de la vessie est dû à des circonstances étrangères au cas de vomissement naturel.

Les muscles abdominaux et l'estomac unissent donc leur action dans le vomissement : l'expérience citée semblerait indiquer le rapport des muscles à l'estomac :: 2 : 1.

Mais, dans cette expérience, il y a un si grand trouble, qu'il est difficile d'en rien conclure relativement à cette proportion d'action des deux sortes d'agens.

L'auteur espère que de nouvelles observations, que des expériences auxquelles il se livre pourront y conduire.

On pourrait réduire tout ce qui précède à ces mots : *l'estomac est ordinairement actif dans le vomissement.*

L'auteur appuie cette proposition :

1º. De l'examen de l'organisation musculeuse de l'estomac ;

2º. Du témoignage de Wepfer et de Haller, qui disent l'avoir vu se contracter pendant le vomissement.

Il la *prouve*, cette proposition :

1º. *Par l'observation* qu'il rapporte d'un squirrhe de l'estomac et du pylore, où l'action des parois de l'abdomen, ordinaire dans le vomissement, ne produisait pas cette évacuation.

2º. *Par l'expérience de M. Magendie*, où les mêmes contractions, aidées de diverses circonstances étrangères au vomissement, ne produisent qu'une évacuation incomplète.

Il ne connaît aucun autre fait observé, ni aucune autre expérience à ajouter à ces deux preuves.

Il donne, en effet, l'analyse de l'observation très-connue, rapportée par Lieutaud, et en critique judicieusement les conséquences : conséquences qui, si elles étaient justes, auraient fourni une nouvelle preuve à l'appui de la théorie de M. Bourdon.

Tel est, en substance, le contenu du mémoire de M. Bourdon; nous avons suivi, dans cette analyse, le même ordre que l'auteur, pour ne pas interrompre l'ordre de ses idées, et montrer comment il procède des faits aux conséquences, de l'observation à la théorie.

Les inductions et les conséquences que pré-
sente le mémoire de M. Bourdon sont tirées
de trois faits qu'il rapporte ou qu'il cite, savoir:

1°. L'expérience de M. Magendie, dans laquelle un estomac postiche, communiquant li-
brement avec l'œsophage au moyen d'une sonde,
rempli de liquide jusqu'à la distension, ne pré-
sentant point d'ouverture pylorique et soumis à
l'action des muscles abdominaux, excitée par
l'émétique injecté dans une veine; expérience
dans laquelle une partie du liquide est rejetée
par les premiers efforts, tandis que malgré la
continuation de ces efforts, l'évacuation n'a jamais lieu complètement;

2°. Le cas recueilli par l'auteur du mémoire,
dans lequel l'estomac étant squirrheux, les deux
orifices étant perméables, mais le pylore rétréci,
les nausées ayant lieu après le repas, les efforts
de vomissemens étant exécutés par les muscles
abdominaux, le vomissement n'a pas eu lieu, ni
en partie, ni en totalité;

3°. Le fait généralement connu, et constaté
par l'auteur, sur des chiens, que quand l'estomac sain a été rempli de liquide, et que le
vomissement a lieu, cet organe se vide entièrement.

Les inductions et les conséquences peuvent
être exposées en ces termes : il y a action si-
multanée de l'estomac et des muscles abdomi-

naux dans le vomissement, ou, en un mot, *l'estomac est actif dans le vomissement.*

Tout en regrettant d'établir une théorie sur un si petit nombre d'observations, et jusqu'à ce que des faits contraires, nous obligent à changer d'opinion, nous admettons purement et simplement les conclusions de l'auteur, telles que nous venons de les énoncer; nous proposons d'insérer son mémoire dans le Bulletin de la faculté, et nous engageons M. Bourdon, soit à continuer à soumettre à une analyse critique les expériences faites par les autres, et les conséquences qui en ont été déduites, chose qui serait en général d'une grande utilité, soit à se livrer lui-même à l'observation et aux expériences physiologiques.

> BÉCLARD, *professeur à la faculté de Médecine, rapporteur.*
> MÉRAT, *docteur médecin.*

DE L'IMPRIMERIE DE PILLET AINÉ.

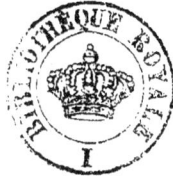